Zahed Mohammadi
Sousan Shalavi

ANTIBIÓTICOS EM ENDODONTIA

AF155432

Zahed Mohammadi
Sousan Shalavi

ANTIBIÓTICOS EM ENDODONTIA

Aplicações locais de antibióticos em endodontia

ScienciaScripts

Imprint

Any brand names and product names mentioned in this book are subject to trademark, brand or patent protection and are trademarks or registered trademarks of their respective holders. The use of brand names, product names, common names, trade names, product descriptions etc. even without a particular marking in this work is in no way to be construed to mean that such names may be regarded as unrestricted in respect of trademark and brand protection legislation and could thus be used by anyone.

Cover image: www.ingimage.com

This book is a translation from the original published under ISBN 978-620-4-20214-3.

Publisher:
Sciencia Scripts
is a trademark of
Dodo Books Indian Ocean Ltd. and OmniScriptum S.R.L publishing group

120 High Road, East Finchley, London, N2 9ED, United Kingdom
Str. Armeneasca 28/1, office 1, Chisinau MD-2012, Republic of Moldova, Europe
Managing Directors: Ieva Konstantinova, Victoria Ursu
info@omniscriptum.com

Printed at: see last page
ISBN: 978-620-4-06495-6

Copyright © Zahed Mohammadi, Sousan Shalavi
Copyright © 2021 Dodo Books Indian Ocean Ltd. and OmniScriptum S.R.L publishing group

ANTIBIÓTICOS EM ENDODONTIA

Aplicações locais de antibióticos em endodontia

Autores

Zahed Mohammadi DMD, MSD

Professor Clínico Adjunto ICER, Teerão, Irão

Professor Mohammadi Endodontic Lab, Hamedan, Irã USERN, Teerã, Irã

Sousan Shalavi DMD

Professor Mohammadi Endodontic Lab, Hamedan, Irã

Tabela de Conteúdos

Capítulo 1
Aplicações locais de antibióticos e agentes de base antibiótica em endodontia

Introdução

Modelos animais e estudos clínicos esclareceram o papel essencial dos microrganismos no desenvolvimento e perpetuação das doenças pulpares e periapicais (1-3). Estudos também demonstraram que o resultado do tratamento destas doenças depende da eliminação dos microrganismos dos sistemas radiculares infectados, o que é uma tarefa complicada. Numerosas medidas foram descritas para reduzir ou eliminar microrganismos dos sistemas de canais radiculares (SCR), tais como o uso de várias técnicas de instrumentação, regimes de irrigação e medicamentos intra-canal. Não há evidências na literatura que sugiram que apenas a instrumentação mecânica resulte em um sistema de canais radiculares livre de bactérias. Estudos demonstraram que, na melhor das hipóteses, a instrumentação apenas reduz o número de microrganismos na SCR. Considerando a complexa anatomia da RCS (4), isto não é de modo algum surpreendente. Existem evidências *in vitro* e clínicas de que a instrumentação mecânica deixa porções significativas das paredes do canal radicular intocadas (5) e a eliminação completa de bactérias da RCS apenas pela instrumentação é improvável (6). Supõe-se, mas não está provado, que qualquer tecido pulpar deixado nos canais radiculares possa servir como nutriente bacteriano. Além disso, os restos de tecido também impedem os efeitos antimicrobianos dos irrigantes e medicamentos do canal radicular, e impedem a adaptação íntima do enchimento do canal radicular à dentina. Portanto, procedimentos específicos de irrigação e desinfecção são necessários para remover tecido da RCS e matar microorganismos, respectivamente (7). O objetivo deste capítulo é revisar esses estudos a respeito do uso de irrigantes e medicamentos comuns à base de antibióticos atualmente utilizados durante o tratamento do canal radicular e no manejo de traumas nos dentes.

História

Os antibióticos foram descobertos pela primeira vez em 1928, mas só foram usados clinicamente no início da Segunda Guerra Mundial, em 1940. Antes disso, a maioria das mortes em tempo de guerra era devido a infecções bacterianas de feridas, e não das próprias feridas. O uso de antibióticos foi popularizado como resultado da rápida recuperação dos militares feridos e essa popularidade continuou após o fim da guerra (8). Há várias décadas, os antibióticos são prescritos em diferentes disciplinas da medicina e da odontologia (8). Na endodontia e na traumatologia dentária, os antibióticos podem ser aplicados sistemicamente (oralmente ou parenteralmente) e/ou localmente (intra-dentalmente). O primeiro uso local relatado de um antibiótico em endodontia foi em 1951 quando Grossman (9) usou uma pasta poli-antibiótica conhecida como PBSC (uma mistura de penicilina, bacitracina, estreptomicina e caprilato de sódio suspenso em um veículo de silicone) como medicamento para canal radicular. PBSC continha penicilina para alvejar organismos Gram positivos, bacitracina para estirpes resistentes à penicilina, estreptomicina para organismos Gram-negativos, e caprilato de sódio para alvejar leveduras. Mais tarde, a nistatina substituiu o caprilato de sódio como agente antifúngico num medicamento semelhante, conhecido como PBSN (10).

A razão de ser da aplicação local de antibióticos

Enquanto os antibióticos sistêmicos parecem ser clinicamente eficazes como coadjuvantes em certos casos de infecção cirúrgica e não cirúrgica, sua administração não é desprovida do risco potencial de efeitos sistêmicos adversos - como reações alérgicas, toxicidade, vários efeitos colaterais e o desenvolvimento de cepas resistentes de micróbios. Além disso, a administração sistêmica de antibióticos depende da adesão do paciente aos regimes de dosagem, seguida da absorção através do trato gastrointestinal e, em seguida, da distribuição através do sistema circulatório para levar o medicamento até o local infectado em uma concentração eficaz. Assim, a área infectada (ou seja, a raiz do dente) requer um suprimento normal de sangue, o que não é mais o caso de dentes com polpa necrótica, sem polpa e com RCS infectada, ou um dente com raiz que tenha ficado infectado. Portanto, a aplicação local de antibióticos dentro da RCS pode ser um modo mais eficaz de administrar esses medicamentos no local de ação necessário(11).

Vários agentes antibióticos têm sido usados na Endodontia e estes serão discutidos a seguir.

Tetraciclinas

Estrutura e mecanismos de acção

Estes medicamentos são assim denominados pela sua derivação de quatro ("tetra-") anéis de hidrocarbonetos ("-cycl-") ("- ine"). As tetraciclinas são conhecidas coletivamente como derivados da carboxamida de naftaceno policíclico (Figura 1). Elas são definidas como uma subclasse de policarbonatos com um esqueleto de octahidrotetraceno-2-carboxamida (12).

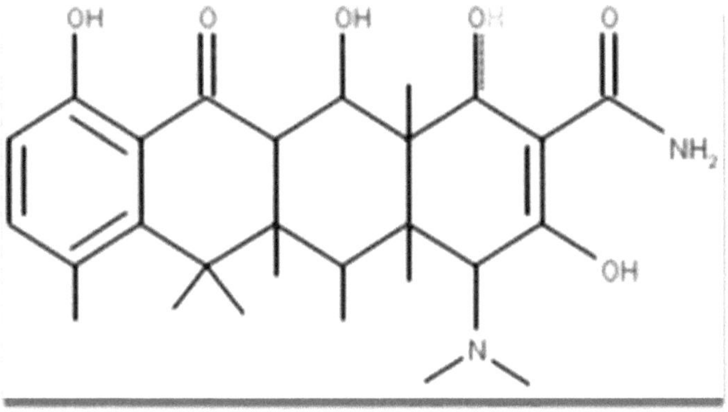

Figura 1: Estrutura das tetraciclinas

As tetraciclinas inibem a síntese proteica que, por sua vez, inibe a ligação do aminoacil-tRNA ao complexo mRNA-ribossoma. Elas fazem isso principalmente através da ligação à subunidade 30S do ribossomo no complexo de tradução do mRNA (13).

Imóveis

As tetraciclinas, incluindo tetraciclina HCl, minociclina, demeclociclina e doxiciclina, são um grupo de antibióticos de largo espectro que são eficazes contra uma vasta gama de microrganismos (13, 14). As tetraciclinas são de natureza bacteriostática (15). Esta propriedade pode ser vantajosa porque, na ausência de lise celular bacteriana, os subprodutos antigénicos como a endotoxina não são libertados (16). As tetraciclinas também têm muitas outras propriedades únicas além de sua ação antimicrobiana, como a inibição de colagenases de mamíferos, que previnem a quebra dos tecidos (17), e a inibição de células clássicas (17, 19), que resulta em atividade anti-reabsortiva (19). Doenças inflamatórias como a periodontite incluem um excesso de colagenases teciduais que podem ser bloqueadas por tetraciclinas, levando assim a uma maior formação de colágeno e osso (16).

Aplicações em endodontia

Na endodontia, as tetraciclinas têm sido utilizadas como parte de um irrigante para remover a camada de esfregaço das paredes do canal radicular instrumentado (16, 20), para irrigação de cavidades retrógradas durante procedimentos cirúrgicos periapicais (21), e como um medicamento intracanal (22).

Barkhordar *et al.* (16) mostraram que a doxiciclina HCl eliminou a camada de esfregaço de forma dependente da concentração, sendo 100 mg/ml de doxiciclina mais eficaz do que concentrações mais baixas. Em outra investigação, Haznedaroğlu e Ersev (20) relataram que a tetraciclina foi tão eficaz quanto o ácido cítrico na remoção da camada de esfregaço. Barkhordar e Russell (21) avaliaram o efeito da doxiciclina sobre a penetração apical do corante através das margens de preenchimentos retrógrados. Os dentes com recheios retrógrados de IRM ou amálgama colocados após a irrigação com doxiciclina tiveram significativamente menos penetração de corante do que aqueles que não foram irrigados com doxiciclina.

Pinheiro *et al.* (23) avaliaram a susceptibilidade antibiótica de *Enterococcus faecalis* isolados de canais de dentes com radiolucências periapicais. Os antibióticos foram benzilpenicilina, amoxicilina, amoxicilina com ácido clavulânico, eritromicina, azitromicina, vancomicina, cloranfenicol, tetraciclina, doxiciclina, ciprofloxacina e moxifloxacina. A grande maioria (85,7%) dos isolados era susceptível à tetraciclina e à doxiciclina.

Baseado na hipótese de que os microorganismos podem alcançar a área apical dos dentes recentemente replantados da cavidade oral (ou das superfícies radiculares contaminadas durante o tempo extra-oral), e que as tetraciclinas podem potencialmente inibir essa via de contaminação bacteriana, Cvek *et al.* (24) desenvolveram um protocolo para o tratamento tópico das raízes expostas com doxiciclina antes do replantio dos dentes avulsionados. Seu objetivo foi eliminar os microorganismos da superfície radicular através da aplicação local direta do antibiótico, a fim de diminuir a freqüência e a severidade da resposta inflamatória. Eles mostraram que a doxiciclina tópica aumentou significativamente as chances de sucesso da revascularização pulpar e diminuiu o número de microorganismos que poderiam ser isolados dos canais radiculares. Eles também relataram uma diminuição da frequência de anquilose, reabsorção de reposição externa e reabsorção inflamatória externa. O efeito benéfico de mergulhar um dente em doxiciclina também foi confirmado pela Yanpiset & Trope (25).Utilizando a Doppler Flowmetry (LDF) a laser, radiografia e histologia, um estudo investigou o efeito do tratamento antibiótico tópico na revascularização pulpar em dentes replantados em modelo canino (26). Após a extração, os dentes foram mantidos secos por 5 minutos e ou cobertos com minociclina, embebidos em doxiciclina, ou embebidos em soro fisiológico e, em seguida, replantados. Os dentes do grupo controle positivo não foram extraídos. Radiografias pós-operatórias e leituras de LDF foram obtidas por 2 meses após o replantio. Após o sacrifício dos animais, as mandíbulas foram coletadas e processadas para microscopia leve. As leituras e radiografias pré e pós-replante das FDL e os achados histológicos foram analisados para avaliar a revascularização. A revascularização da polpa ocorreu em 91% dos dentes tratados com minociclina, 73% daqueles embebidos em doxiciclina e apenas 33% dos dentes embebidos em soro fisiológico (26).

Bryson *et al.* (27) avaliaram o efeito da minociclina na cicatrização dos dentes de cão replantados após longos tempos secos de 60 minutos. Seus resultados indicaram que as raízes com e sem tratamento com minociclina não mostraram diferenças significativas na massa radicular remanescente ou na porcentagem de superfícies radiculares cicatrizadas favoravelmente. Além disso, não foi encontrado benefício do uso de minociclina aplicada topicamente na atenuação ou prevenção da reabsorção radicular externa. A falta de diferenças significativas é provável que tenha sido resultado do período seco prolongado antes do reimplante, pois a maioria das células do ligamento periodontal teria morrido dentro deste período de tempo e, portanto, a reabsorção de substituição externa é o resultado típico.

Mais detalhes e aplicações das tetraciclinas em endodontia e traumatologia dentária estão descritos abaixo nas seções relativas à pasta Ledermix e às pastas triplas de antibióticos.

Substanciatividade das Tetraciclinas

As tetraciclinas ligam-se prontamente à dentina e são subsequentemente libertadas sem perder a sua actividade antibacteriana (15). Esta propriedade cria um reservatório de agente antibacteriano ativo, que é então liberado da superfície da dentina de forma lenta e sustentada. Em um estudo periodontal *in vivo*, Stabholz *et al.* (28) compararam a substantividade antibacteriana de duas concentrações de tetraciclina HCl (50 mg/ml, 10 mg/ml) e 0,12% de clorexidina. Seus achados mostraram que ambas as concentrações de tetraciclina demonstraram atividade antibacteriana residual e que a substantividade antibacteriana das três soluções em ordem decrescente era: 50 mg/ml de tetraciclina > 10 mg/ml de tetraciclina > 0,12% CHX.

Abbott *et al.* (29) demonstraram que as tetraciclinas formam uma forte ligação reversível com os tecidos duros dentários e que apresentam liberação e difusão lentas através da dentina durante um período prolongado de tempo, até pelo menos 12 semanas. Khademi *et al.* (2006) compararam a substantividade antibacteriana de 2% CHX, 100 mg/ml de doxiciclina HCl e 2,6% de NaOCl na dentina de raiz bovina (Figura 15.2) em cinco períodos experimentais de 0, 7, 14, 21 e 28 dias *in vitro*. Seus achados indicaram que após 7 dias, os grupos NaOCl e doxiciclina apresentaram o menor e o maior número de unidades formadoras de colônias (UFC), respectivamente. No entanto, após períodos mais longos, o grupo CHX apresentou o menor número de unidades formadoras de colónias.

Mohammadi *et al.* (30) avaliaram a substantividade antibacteriana de três concentrações de doxiciclina HCl (100 mg/ml, 50 mg/ml e 10 mg/ml) em dentina de raiz bovina durante cinco períodos experimentais de 0, 7, 14, 21 e 28 dias. Aos 7 dias, o grupo de 100 mg/ml e o grupo de 10 mg/ml apresentaram o menor e o maior número de UFC, respectivamente. Em cada grupo, os números de UFCs aumentaram significativamente ao longo do tempo (Tabela 1).

Tabela 1: Meios da UFC e o Desvio Padrão de *E. faecalis* em grupos experimentais (três concentrações de doxiciclina) (30)

	Dia 0	Dia 7	Dia 14	Dia 21	Dia 28
100mg/ml	0.40± 0.69	4.66 ±2.34	9.70 ±2.75	20.20 ±3.22	44.44±5 .52
50mg/ml	0.50± 3.97	9.00 ±3.74	15.40±4. 55	37.00 ±5.33	59.66±5 .36
10mg/ml	4.70± 3.68	16.11±8. 05	37.40±8. 99	61.80 ±11.1 1	88.55±5 .50

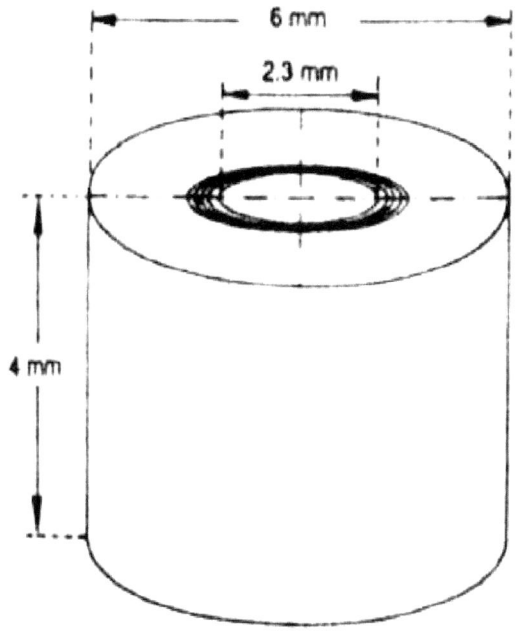

Figura 2: Visão esquemática dos tubos dentinários usados - adotada de Mohammadi e Shahriari (12).

MTAD

BioPure (Dentsply, Tulsa Dental, Tulsa, OK, EUA), também conhecido como MTAD, foi introduzido por Torabinejad *et al.* (15). É composto por 3% de doxiciclina, 4,25% de ácido cítrico e um detergente (0,5% polissorbato 80) (15).

Atividade antimicrobiana

Vários estudos avaliaram a eficácia do MTAD na desinfecção dos canais radiculares. Torabinejad *et al.* (15) mostraram que a MTAD foi capaz de remover a camada de esfregaço e foi eficaz contra *E. faecalis* (31-33). (33) mostraram que o uso de MTAD foi mais eficaz do que 5,25% de NaOCl para desinfecção dos canais radiculares. Torabinejad *et al.* (31) também demonstraram que o MTAD foi significativamente mais eficaz do que a combinação de NaOCl e EDTA contra *E. faecalis.* Kho e Baumgartner (34) demonstraram uma desinfecção consistente dos canais radiculares infectados quando foi usada uma combinação de 5,25% de NaOCl/15% de EDTA. Contudo, a combinação de 1,3% de NaOCl/BioPure MTAD deixou quase 50% dos canais contaminados com *E. faecalis.* Krause *et al.* (35) compararam o efeito antimicrobiano contra *E. faecalis* do MTAD, dois de seus componentes (doxiciclina e ácido cítrico), e hipoclorito de sódio em dois modelos *in vitro*, utilizando dois métodos diferentes. No modelo dentário, o NaOCl e a doxiciclina foram mais eficazes do que o controle para matar *E. faecalis em profundidade de* rebarbas rasas na dentina, mas em profundidade de rebarbas mais profundas, o NaOCl foi superior. No modelo de difusão em ágar, a NaOCl produziu menos inibição de bactérias do que a MTAD ou a doxiciclina. Ghoddusi *et al.* (36) indicaram que a remoção da camada de esfregaço usando MTAD como irrigante final retardou a penetração bacteriana dos canais radiculares preenchidos. Usando o método de difusão em ágar, Davis *et al.* (37) determinaram que a MTAD foi significativamente mais eficaz do que 5,25% NaOCl, 2% CHX e Dermacyn contra *E. faecalis*. Newberry *et al.* (38) mostraram que o MTAD inibiu a maioria das cepas de *E. faecalis* quando diluído 1:8192 vezes e matou a maioria das cepas de *E. faecalis* quando diluído 1:512 vezes. Shabahang *et al.* (39) mostraram que a adição ou substituição da clorexidina por doxiciclina não teve impacto negativo na eficácia da MTAD. Entretanto, a substituição deste agente antimicrobiano pela doxiciclina reduziu significativamente a eficácia da solução. Além disso, o conteúdo do sistema radicular pode inibir ou diminuir a atividade antibacteriana da MTAD. Portenier *et al.* (40) investigaram os efeitos inibidores da dentina e da albumina sérica bovina (BSA) sobre a atividade antibacteriana da MTAD e descobriram que a presença de dentina ou BSA causou um grande atraso na matança das bactérias.

Substanciatividade do MTAD

As tetraciclinas (incluindo a doxiciclina) ligam-se prontamente à dentina e são subsequentemente libertadas sem perderem a sua actividade antibacteriana (15). A presença de doxiciclina na MTAD sugere que a MTAD pode ter alguma ação antimicrobiana substancial (15). Em um estudo *in vitro* utilizando um modelo dentário humano, Mohammadi & Shahriari (41) demonstraram que, durante um período de quatro semanas, a substantividade da MTAD foi significativamente maior que CHX e NaOCl (Tabela 2). Em outro estudo, a substantividade de 100% de MTAD foi significativamente maior que as duas outras concentrações de MTAD (42). Tay *et al.* (43) descobriram que quando o MTAD foi aplicado a 1,3% de dentina irrigada por NaOCl, sua substantividade antimicrobiana foi reduzida. Eles atribuíram este fenômeno à oxidação da MTAD por NaOCl de forma semelhante à peroxidação da tetraciclina por espécies reativas de oxigênio.

Tabela 2: Meios da UFC e o Desvio Padrão de *E. faecalis nos* grupos experimentais (41)

	Dia 0	Dia 7	Dia 14	Dia 21	Dia 28
NaOCl	0.31 ± 0.58	17.16 ± 7.05	34.40 ± 8.79	66.78 ± 10.11	95.25 ± 5.61
CHX	3.56 ± 3.72	10.35 ± 3.77	14.49 ± 4.67	34.35 ± 4.22	51.53 ± 5.35
MTAD	0.70 ± 3.85	4.46 ± 2.24	8.68 ± 2.71	19.25 ± 3.49	40.44 ± 5.42

MTAD e biofilmes

Clegg *et al.* (44) relataram que 6% de NaOCl era o único irrigante capaz de tornar as bactérias não viáveis e de remover fisicamente o biofilme. Dunavant *et al.* (45) mostraram que o MTAD matou 16,08% das células bacterianas dos biofilmes de *E. faecalis*, enquanto Giardino *et al.* (46) mostraram que o MTA não foi capaz de desintegrar e remover os biofilmes bacterianos.

Em resumo, com base na literatura disponível, o MTAD não parece ser eficaz contra os biofilmes bacterianos.

Remoção da camada de esfregaço e efeito na dentina

Torabinejad *et al.* (15) mostraram que o MTAD foi uma solução eficaz para a remoção da camada de esfregaço e que não alterou significativamente a estrutura dos túbulos dentinários quando os canais radiculares foram irrigados com NaOCl, seguido por um enxágüe final de MTAD. Em outro estudo (31), mostraram que, embora o MTAD removesse a maior parte da camada de esfregaço quando utilizado como irrigante intracanal, alguns restos do componente orgânico da camada de esfregaço permaneciam dispersos na superfície das paredes do canal radicular. A eficácia do MTAD na remoção completa da camada de esfregaço foi aumentada quando baixas concentrações de NaOCl foram utilizadas como irrigantes intracanais antes do uso do MTAD como enxágüe final. Lotfi *et al.* (47) mostraram que o MTAD não conseguiu remover a camada de esfregaço e seu regime não alterou significativamente a estrutura dos túbulos dentinários (31). Por outro lado, Tay *et al.* (48) descobriram que ambos os irrigantes criaram uma zona de matrizes de colágeno desmineralizado na dentina erodida e ao redor dos túbulos dentinários, sendo o BioPure MTAD levemente ácido mais agressivo que o EDTA. Estas zonas de dentina desmineralizada criam a oportunidade de hibridização da dentina por infiltração de adesivos/selantes hidrofílicos. Entretanto, as consequências potenciais da compactação de selantes hidrofóbicos contra matrizes colágenas secas ao ar, colapsadas, e degradação hidrolítica de matrizes incompletamente infiltradas, permanecem por resolver. Em um estudo ultra-estrutural, Tay *et al.* (48) mostraram que o MTAD criou uma matriz dentina desmineralizada mais espessa (5-6 micrômetros) do que o EDTA (1-2 micrômetros). De-Deus *et al.* (49) descobriram que a cinética de desmineralização provocada pela MTAD era significativamente mais rápida do que a provocada por uma solução EDTA de 17%.

Há apenas um estudo sobre o efeito do MTAD na dentina. Machnick *et al.* (50) avaliaram o efeito da MTAD sobre a resistência à flexão e o módulo de elasticidade da dentina. Seus achados mostraram que não houve diferença significativa na força de flexão e módulo de elasticidade entre as amostras de dentina expostas à soro fisiológico ou à MTAD.

MTAD e ligação dentina (atividade anti-colagenolítica)

Machnick *et al.* (51) compararam o efeito do MTAD e do ácido fosfórico na força de ligação ao esmalte e à dentina usando um sistema adesivo convencional OptiBond Solo Plus dentina.

Eles relataram que os dentes tratados endodonticamente com o protocolo MTAD para uso clínico (20 min 1,3% NaOCl/5 min MTAD) podem não precisar de condicionamento dentário adicional antes da aplicação do adesivo dentário. Garcia-Godoy *et al.* (52) avaliaram a estrutura da camada híbrida formada após o uso de soluções EDTA ou MTAD quando usada como enxágüe final.

Os resultados mostraram que a camada híbrida BioPure MTAD era mais espessa do que a camada híbrida de 17% de EDTA. Tanto o BioPure MTAD como o EDTA causaram o colapso da estrutura da matriz dentinária, o que impediu a infiltração do selador e a formação de uma ligação de alta qualidade da camada híbrida. As camadas híbridas criadas na dentina coberta por camadas de esfregaço apresentavam menos potencial de penetração de fluidos do que a camada híbrida de MTAD ou EDTA. Também foi demonstrado que nem o EDTA nem o MTAD melhoraram significativamente a força de ligação epifano-dentina quando comparado com o NaOCl utilizado isoladamente (53). Yurdaguven *et al.* (54) mostraram que a ligação de Clearfil SE Bond à dentina coronal foi significativamente reduzida após o uso de MTAD para irrigar o sistema de canais radiculares.

Em resumo, devido ao seu efeito inibidor de MMP de amplo espectro, o MTAD pode melhorar significativamente a estabilidade da ligação resina-dentina.

Toxicidade do MTAD

Há poucos estudos sobre a toxicidade do MTAD. Zhang *et al.* (55) examinaram a citotoxicidade da MTAD em comparação com a de irrigantes e remédios comumente utilizados. Os fibroblastos L929 foram cultivados em placas de cultura celular e colocados em contato com várias concentrações de irrigantes e medicamentos de teste. A citotoxicidade destes materiais foi avaliada 24 horas após a incubação utilizando o ensaio de MTT. Os resultados mostraram que o MTAD era menos citotóxico que o eugenol, 3% H_2O_2, pasta $Ca(OH)_2$, 5,25% NaOCl, Peridex e EDTA, enquanto que era mais citotóxico que 2,63%, 1,31% e 0,66% NaOCl. Yasuda *et al.* (56) avaliaram a citotoxicidade do MTAD em MC3T3-E1 e células do ligamento periodontal em várias concentrações. Eles relataram que era menos citotóxica e não afetou a diferenciação em osteoblastos em relação a outros irrigantes como H_2O_2, NaOCl, EDTA e clorexidina.

Tetraclean

Tetraclean (Ogna Laboratori Farmaceutici, Muggiò (Mi), Itália), tal como o MTAD, é uma mistura de um antibiótico, um ácido e um detergente. No entanto, a concentração do antibiótico, doxiciclina (50 mg/ml), e o tipo de detergente (polipropilenoglicol) diferem dos do MTAD (57). Giardino *et al.* (58) compararam a tensão superficial de 17% EDTA, Cetrexidina, Smear Clear, 5,25% NaOCl, MTAD e Tetraclean. O NaOCl e o EDTA tiveram as maiores tensões superficiais, enquanto a Cetrexidina e o Tetraclean tiveram os valores mais baixos.

Atividade antibacteriana

Existem apenas alguns estudos sobre a actividade antibacteriana do Tetraclean. Giardino *et al.* (46) compararam a eficácia antimicrobiana de 5,25% de NaOCl, MTAD e Tetraclean contra um biofilme de *E. faecalis* gerado em filtros de membrana de nitrato de celulose. Apenas o NaOCl podia desagregar e remover o biofilme em cada intervalo de tempo testado, embora o tratamento com Tetraclean causasse um alto grau de desagregação do biofilme em cada intervalo de tempo quando comparado com o MTAD (46). Neglia *et al.* (59) mostraram que o Tetraclean era muito eficaz contra o *E. faecalis in vitro*.

Ardizzoni *et al.* (60) avaliaram a eficácia do Tetraclean contra *E. faecalis* usando um teste de difusão em ágar e mostraram que ele era 100% eficaz contra 54 isolados clínicos em diluições de até 1:256. Giardino *et al.* (61) mostraram que o Tetraclean foi mais eficaz que o CHX contra bactérias endodônticas comuns. Pappen *et al.* (62) demonstraram que o Tetraclean era mais eficaz que o MTAD contra *E. faecalis* em cultura planctónica e em espécies mistas num biofilme *in vitro*. Usando o teste de difusão em ágar, Poggio *et al.* (63) demonstraram que a eficácia do Tetraclean contra *Enterococcus faecalis*, *Streptococcus mutans* e *Staphylococcus aureus* foi significativamente melhor que NaOCl, Chloreximid e peróxido de hidrogênio.

Mohammadi *et al.* (64) investigaram a eficácia do hipoclorito de sódio, clorexidina, Tetraclean, Hypoclean e Chlor-XTRA contra *Enterococcus faecalis*, *Candida albicans*, *Actinomyces israelii*, *Pseudomonas aeroginosa* e *Lactobacillus casei* usando o método de difusão em ágar. De acordo com seus achados, Hypoclean foi o irrigante mais eficaz contra *C. albicans*, *P. aeroginosa*, e *L. casei*.

Substanciatividade do Tetraclean

Mohammadi *et al.* (65) demonstraram que a substantividade do Tetraclean era significativamente maior que a do MTAD e foi retido na dentina do canal radicular por pelo menos 28 dias (Tabela 3). Em estudos adicionais, Mohammadi *et al.* (66) demonstraram que a substantividade do Tetraclean era significativamente maior que Hipoclean e NaOCl 5,25%, e que havia uma relação direta entre o tempo de tratamento da dentina com Tetraclean e sua substantividade (67). O pré-tratamento da dentina com NaOCl diminuiu significativamente a substantividade do Tetraclean (68).

Tabela 3: Média da UFC e dos desvios padrão de *E. faecalis nos* grupos experimentais (65)

	Dia 0	Dia 7	Dia 14	Dia 21	Dia 28
Tetraclean	0.00 ± 0.00	0.00 ± 0.00	0.37 ± 0.65	6.68 ± 2.59	15.35 ± 3.21
MTAD	0.71 ± 3.79	4.41 ± 2.21	8.74 ± 2.75	19.20 ± 3.41	39.55 ± 5.43
NaOCl	0.29 ± 0.57	17.13 ± 7.02	33.42 ± 8.72	65.71 ± 10.14	93.22 ± 5.64

Capacidade de remoção da camada de esfregaço

Poggio *et al.* (69) compararam a capacidade de desmineralização da dentina do canal radicular de Tetraclean, Largal Ultra, 17% de ácido etileno diamina tetra-acético e Tubuliclean *in vitro*. Os resultados indicaram que a maior liberação de Ca+2 observada nas amostras tratadas com Tetraclean demonstrou sua capacidade desmineralizante significativamente maior em comparação com os outros irrigantes testados.

Pasta Ledermix

A pasta Ledermix é um composto glucocortico-antibiótico que foi desenvolvido e lançado à venda na Europa pela Lederle Pharmaceuticals em 1962 (70). A única razão para adicionar o componente antibiótico à pasta Ledermix foi para compensar o que era percebido como uma possível redução da resposta imunológica do hospedeiro induzida por corticóides. Schroeder e Triadan inicialmente incorporaram cloranfenicol em seus primeiros ensaios, mas quando Lederle Pharmaceuticals se tornou o fabricante, o antibiótico foi alterado para demeclocycline HCl. Hoje, a pasta Ledermix permanece uma combinação do mesmo antibiótico tetraciclina, demeclociclina HCl (a uma concentração de 3,2%), e um corticosteróide, triamcinolona acetonida (concentração de 1%), em uma base de polietilenoglicol (70). Os dois componentes terapêuticos da pasta Ledermix (ou seja, triamcinolona e demeclociclina) são capazes de se difundir através dos túbulos dentinários e do cemento para alcançar os tecidos periodontal e periapicais (71). Abbott *et al.* (29) mostraram que os túbulos dentinários eram a principal via de suprimento dos componentes ativos para os tecidos peri-radiculares, enquanto o forame apical não era tão significativo quanto uma via de suprimento. Vários fatores podem afetar o suprimento dos componentes ativos para os tecidos peri-radiculares - entre eles a presença ou ausência da camada de esfregaço (72), a presença ou ausência de cemento (72) e a presença de outros materiais dentro do canal, por exemplo, hidróxido de cálcio (73, 74). A concentração de demeclociclina dentro da própria pasta Ledermix (ou seja, como seria quando colocada dentro do canal radicular) é suficientemente elevada para ser eficaz contra espécies de bactérias sensíveis (75). Entretanto, dentro das partes periféricas da dentina e nos tecidos periradiculares, a concentração alcançada através da difusão é insuficiente para inativar as bactérias, especialmente ao longo do tempo(75).Imediatamente adjacente ao canal radicular, os níveis inibidores de demeclociclina são atingidos para todas as bactérias relatadas no primeiro dia de aplicação, mas este nível cai para cerca de um décimo do nível inicial após uma semana, tanto no nível médio da raiz como no terceiro nível apical. Além disso, longe do canal radicular em direção ao cemento, a concentração de demeclociclina após um dia não é suficientemente alta para inibir o crescimento de 12 das 13 cepas de bactérias endodônticas comumente relatadas (75).Quando investigado em macacos, a pasta Ledermix eliminou a reabsorção externa inflamatória in vivo induzida experimentalmente (76). Além disso, foi revelado que a pasta de Ledermix não tinha efeitos danosos sobre a membrana periodontal e que essa pasta era um medicamento eficaz no tratamento da reabsorção radicular progressiva em dentes traumaticamente lesionados (76). Taylor et al. (74) mostraram que a pasta de Ledermix inibiu reversivelmente a mitose em fibroblastos de camundongos em concentrações que variaram de 10-3 a 10-6 mg/ml. Além disso, eles mostraram que a pasta de Ledermix matou S. mutans aproximadamente na mesma concentração em que matou as células de mamíferos, mas exigiu uma concentração mil vezes maior para matar L.

casei. Thong *et al.* (77) descobriram que a inflamação do ligamento periodontal e a reabsorção radicular inflamatória foram marcadamente inibidas pela pasta de Ledermix em relação aos controles não tratados. Wong e Sae-Lim (78) avaliaram o efeito da pasta de Ledermix intracanal imediatamente colocada sobre a reabsorção radicular dos dentes de macaco replantados tardiamente. Seus achados revelaram que o uso do Ledermix em pasta resultou em uma ocorrência significativamente maior de cicatrização completa (35,46%) em comparação com o grupo controle positivo (16,58%), mas não houve diferenças significativas na reabsorção inflamatória externa e na reabsorção substitutiva. Bryson *et al.* (79) avaliaram o efeito na cicatrização da colocação imediata da pasta de Ledermix nos canais radiculares dos dentes de cães replantados após longos períodos de secagem (60 min). Seus achados mostraram que as raízes tratadas com pasta de Ledermix tiveram estatisticamente mais cicatrização e menos reabsorção do que as raízes tratadas com $Ca(OH)_2$. O tratamento dos canais com pasta de Ledermix também resultou em significativamente menos perda de massa radicular devido à reabsorção em comparação com as raízes tratadas com $Ca(OH)_2$. Chen *et al.* (80) avaliou a influência individual da triamcinolona e da demeclociclina na reabsorção radicular externa após um tempo seco extra-oral prolongado (60 min.) e constatou que não houve diferença estatisticamente significativa entre o grupo da pasta Ledermix e o grupo da triamcinolona, enquanto o grupo da demeclociclina mostrou uma cicatrização menos favorável do que os grupos da pasta Ledermix e da triamcinolona.

Ehrmann *et al.* (81) descobriram que dentes dolorosos com periodontite apical aguda que tinham sido vestidos com pasta de Ledermix deram origem a menos dor pós-operatória do que aquela experimentada por pacientes que tinham um curativo de hidróxido de cálcio ou que não tinham nenhum curativo. Os autores até comentaram na Discussão que a rapidez de ação do medicamento com pasta de Ledermix foi "marcante", pois os pacientes daquele grupo começaram com maiores níveis de dor antes do tratamento e seu efeito na redução da dor foi mensurável após apenas quatro horas (81).

Kim *et al.* (82, 83) demonstraram que após 12 semanas, a exposição à luz solar tinha causado uma coloração castanha-acinzentada escura dos dentes quando a pasta de Ledermix foi colocada nos canais, mas isso não ocorreu quando os dentes foram mantidos no escuro. A coloração estava confinada às áreas do dente onde a pasta tinha sido colocada, portanto, nos casos em que não havia pasta na câmara de polpa, não havia descoloração da coroa. Além disso, os dentes imaturos estavam mais severamente manchados do que os dentes maduros.

Combinação de pasta Ledermix e hidróxido de cálcio

Uma mistura 50:50 de pasta de Ledermix e hidróxido de cálcio tem sido defendida como curativo intracanal em casos de canais radiculares infectados, necrose pulpar e infecção com formação radicular incompleta (como curativo inicial antes do uso exclusivo de hidróxido de cálcio para apexificação), perfurações, reabsorção radicular inflamatória, reabsorção óssea periapical inflamatória e para tratamento de grandes lesões radiolúcidas periapicais (71, 84). Foi demonstrado que a mistura 50: 50 resulta em liberação mais lenta e difusão dos componentes ativos da pasta Ledermix, o que faz com que o medicamento dure mais tempo no canal (73). Isto, por sua vez, ajuda a manter a esterilidade do canal por mais tempo e também mantém uma maior concentração de todos os componentes dentro do canal (73) sem afectar a função de cada componente de ambos os medicamentos (73, 74).

Taylor *et al.* (74) também mostraram que para dois microrganismos indicadores, *Lactobacillus casei* e *Streptococcus mutans*, a mistura 50:50 foi marginalmente mais eficaz do que qualquer uma das pastas usadas sozinhas. Contudo, Seow (85) mostrou que para *Streptococcus sanguis* e *Staphylococcus aureus*, a adição de apenas 25 por cento em volume de Calyxl (um hidróxido de cálcio em pasta salina) (Otto and Co., Frankfurt, Alemanha) à pasta Ledermix converteu a zona de inibição completa originalmente vista com a pasta Ledermix para uma de inibição apenas parcial.

Tripla pasta antibiótica

Devido à complexidade da infecção do canal radicular, é improvável que um único antibiótico possa resultar na esterilização eficaz do canal. É mais provável que seja necessária uma combinação para lidar com a flora diversificada encontrada. Uma combinação de antibióticos também diminuiria a probabilidade do desenvolvimento de estirpes bacterianas resistentes. A combinação que parece ser mais promissora consiste em metronidazol, ciprofloxacina e minociclina (86, 87). Sato *et al.* (88) mostraram que nenhuma bactéria foi recuperada da dentina infectada da parede do canal radicular 24 horas após a aplicação de uma mistura de ciprofloxacina, metronidazol e minociclina, exceto em um caso em que algumas poucas bactérias foram recuperadas. Hoshino *et al.* (89) investigaram o efeito antibacteriano de uma mistura de ciprofloxacina, metronidazol e minociclina em bactérias retiradas de dentina infectada das paredes do canal radicular e descobriram que era capaz de esterilizar consistentemente todas as amostras. Takushige *et al.* (90) avaliaram a eficácia de uma pasta antibiótica composta por ciprofloxacina, metronidazol e minociclina no resultado clínico da chamada terapia de "Esterilização da Lesão e Reparação Tecidual (LSTR)" em dentes primários com radiolucências peri-radiculares. Seus resultados mostraram que em todos os casos, sintomas clínicos como inchaço gengival, trato sinusal, dor baça, dor espontânea e dor na mordida desapareceram após o tratamento. Entretanto, houve quatro casos em que os sinais e sintomas clínicos só foram finalmente resolvidos após a continuação do tratamento, utilizando os mesmos procedimentos.

Windley *et al.* (33) avaliaram a eficácia de uma tripla pasta antibiótica na desinfecção dos dentes imaturos de cães com periodontite apical. Os canais foram amostrados antes (S1) e depois (S2) da irrigação com NaOCl 1,25% e após o curativo com uma pasta antibiótica tripla (S3), constituída de metronidazol, ciprofloxacina e minociclina. Na S1, 100% das amostras cultivadas foram positivas para bactérias com uma contagem média de UFC de 1,7 x 10. Em S2, 10% das amostras cultivadas sem bactérias, com uma contagem média de UFC de 1,4 x 10. No S3, 70% das amostras cultivadas sem bactérias com uma contagem média de UFC de apenas 26. As reduções na contagem média de UFC entre S1 e S2, bem como entre S2 e S3, foram estatisticamente significativas (próximo capítulo).

Conclusões

1. A aplicação local de antibióticos dentro do sistema de canais radiculares pode ser um modo mais eficaz de administrar tais medicamentos do que as vias de administração sistêmicas.

2. Tetraciclinas têm sido usadas para remover a camada de esfregaço das paredes do canal radicular instrumentado, para irrigação de cavidades retrógradas durante procedimentos cirúrgicos periapicais, e como medicamentos intracanal.

3. A substantividade das tetraciclinas tem sido demonstrada há pelo menos 12 semanas.

4. O BioPure (MTAD) é eficaz na remoção da camada de esfregaço. No entanto, a eficácia antimicrobiana contra *E faecalis* de 1,3% NaOCl/MTAD em comparação com a do uso alternativo combinado de 5,25% NaOCl e 15% EDTA ainda é controversa.

5. Foi demonstrado que a substancialidade do MTAD tem durado até quatro semanas. Além disso, a aplicação de MTAD a 1,3% de dentina irrigada com NaOC pode reduzir a sua substantividade.

6. Tetraclean, uma mistura de um antibiótico (doxiciclina), um ácido e um detergente tem uma tensão superficial muito baixa e um alto grau de eficácia contra os biofilmes bacterianos.

7. A pasta Ledermix, um composto glicocorticóides-antibiótico, tem propriedades anti-inflamatórias, antibacterianas e anti-reabsorventes, que ajudam a reduzir a reacção inflamatória periapical, incluindo a reabsorção mediada por células clássicas. Este material tem demonstrado diminuir significativamente a incidência de reabsorções inflamatórias e de reposição, promovendo assim uma cicatrização mais

favorável nos dentes replantados e luxados.

8. Uma mistura de 50:50 de pasta de Ledermix e hidróxido de cálcio tem sido defendida como curativo intracanal em casos de canais radiculares infectados sem pulpar, necrose pulpar e infecção com formação radicular incompleta (como curativo inicial antes da apexificação), perfurações, reabsorção radicular inflamatória, reabsorção óssea periapical inflamatória e para o tratamento de grandes lesões radiolúcidas periapicais.

9. Uma pasta tripla de antibióticos composta por metronidazol, ciprofloxacina e minociclina, foi relatada como muito eficaz na desinfecção do sistema de canais radiculares.

Referências

1. Kakehashi S, Stanley HR, Fitzgerald RJ. Os efeitos da exposição cirúrgica de polpas dentárias em gérmen - ratos de laboratório livres e convencionais. Oral Surg Oral Med Oral Pathol 1965; 18: 340-8.

2. Möller ÅJ. Exame microbiológico de canais radiculares e tecidos periapicais de dentes humanos Estudos metodológicos (tese). Odontol Tidscrift 1966; 74: 1-380.

3. Sundqvist G. Ecologia da flora do canal radicular. J Endod 1992; 18, 42730.

4. Hess W. Anatomia dos canais radiculares sobre os dentes da dentição permanente. Parte I. Nova Iorque: William Wood, 1925; pp. 3-49.

5. Peters OA, Laib A, Gohring TN, Barbakow F. Alterações na geometria do canal radicular após a preparação avaliada por tomografia computadorizada de alta resolução. J Endod 2001; 27: 1- 6.

6. Byström A, Sundqvist G. Avaliação bacteriológica da eficácia da instrumentação mecânica de canais radiculares em terapia endodôntica. Scand J Dent Res 1981; 89: 321-8.

7. Mohammadi Z, Abbott PV. As propriedades e aplicações da clorhexidina na endodontia. Int Endod J 2009; 42: 288-302.

8. Abbott PV. Uso selectivo e inteligente de antibióticos em endodontia. Aust Endod J 2000; 26: 30-9.

9. Grossman LI. Tratamento poliantibiótico de dentes sem pulsos. J Am Dent Assoc 1951; 43: 265-78.

10. Weine FS. Terapia Endodôntica. 3ª ed, 2003; Mosby, p. 325.

11. Mohammadi Z, Abbott PV. Substância antimicrobiana de irrigantes e medicamentos para canais radiculares: uma revisão. Aust Endod J 2009; 35: 131-9.

12. Chopra I, Roberts M. Tetracycline Antibiotics: Modo de Acção, Aplicações, Biologia Molecular, e Epidemiologia da Resistência Bacteriana. Microbiol Mol Biol Rev 2001; 65: 232-60.

13. Bahrami F, Morris DL, Pourgholami MH. Tetraciclinas: drogas com enorme potencial terapêutico. Mini Rev Med Chem 2012; 12:44-52.

14. Nelson ML, Levy SB. A história das tetraciclinas. Ann N Y Acad Sci 2011; 1241:17-32.

15. Torabinejad M, Khademi AA, Babagoli J, Cho Y, Johnson WB, Bozhilov K, Kim J, Shabahan S. Uma nova solução para a remoção da camada de esfregaço. J Endod 2003; 29, 170-5.

16. Barkhordar RA, Watanabe LG, Marshall GW, Hussain MZ. Remoção de esfregaço intracanal por doxiciclina *in vitro*. Oral Surg Oral Med Oral Pathol Oral Radiol Endod 1997; 84, 420-3.

17. Pierce A, Lindskog S. O efeito de uma pasta antibiótica/corticosteróide na reabsorção radicular inflamatória *in vivo*. Oral Surg Oral Med Oral Pathol Oral Radiol Endod 1987; 64, 216-20.

18. Pierce A, Heithersay G, Lindskog S. Evidência de inibição directa dos dentinoclastos por uma pasta corticosteróide / antibiótico endodôntico. Endod Dent Traumatol 1988; 4, 44-5.

19. Bryson E, Levin L, Banchs F, Abbott P, Trope M. Efeito da colocação intracanal imediata da pasta Ledermix na cicatrização dos dentes de cão replantados após longos períodos de secagem. Dent

Traumatol 2002; 18, 316-21.

20.   Haznedaroğlu F, Ersev H. Solução de tetraciclina HCl como irrigante de canal radicular. J Endod

2001; 27, 738–40.

21.   Barkhordar RA, Russell T. Efeito da doxiciclina sobre o selo apical dos materiais de enchimento retrógrados. J Calif Dent Assoc 1998; 26, 842-5.

22.   Molander A, Dahlen G. Avaliação do potencial antibacteriano da tetraciclina ou eritromicina misturada com hidróxido de cálcio como curativo intracanal contra E. faecalis in vivo. Oral Surg Oral Med Oral Pathol Oral Radiol Endod 2003; 96, 744-50.

23.   Pinheiro ET, Gomes BP, Drucker DB, Zaia AA, Ferraz CC, Souza-Filho FJ. Suscetibilidade antimicrobiana de Enterococcus faecalis isolado de canais de dentes preenchidos por raiz com lesões periapicais. Int Endod J 2004; 37, 756-63.

24.   Cvek M, Cleaton-Jones P, Austin J, Lownie J, Kling M, Fatti P. Efeito da aplicação tópica da doxiciclina na revascularização da polpa e cicatrização periodontal em incisivos de macacos reimplantados. Endod Dent Traumatol 1990; 6, 170-6.

25.   Yanpiset K, Trope M. Revascularização da polpa de dentes de cão imaturos replantados após diferentes métodos de tratamento. Endod Dent Traumatol 2000; 16, 211-7.

26.   Ritter AL, Ritter AV, Murrah V, Sigurdsson A, Trope M. Revascularização de dentes de cão imaturos replantados após tratamento com minociclina e doxiciclina avaliada por Doppler a laser, radiografia e histologia. Dent Traumatol 2004; 20, 75-84.

27. Bryson EC, Levin L, Banchs F, Trope M. Efeito da minociclina na cicatrização dos dentes de cão replantados após longos períodos de secagem. Dent Traumatol 2003; 19, 90-5.

28. Stabholz A, Kettering J, Aprecio R, Zimmerman G, Baker PJ, Wikesjo UM. Retenção da atividade antimicrobiana por superfícies radiculares humanas após irrigação subgengival in situ com tetraciclina HCl ou clorexidina. J Periodontol 1993; 64, 137-41.

29. Abbott PV, Heithersay GS, Hume WR. Liberação e difusão através de raízes dentárias humanas *in vitro* de corticosteroides e tetraciclina de moléculas de traços de Ledermix em pasta. Endod Dent Traumatol 1988; 4, 55-62.

30. Mohammadi Z, Farhad A, Ardakani FE. Substantividade antibacteriana de três concentrações de Doxiciclina em infecções de dentina de raiz bovina: um estudo *in vitro*. Dent Res J 2007; 4, 48-52.

31. Torabinejad M, Shabahang S, Aprecio R, Kettering JD. O efeito antimicrobiano do MTAD: Uma investigação *in vitro*. J Endod 2003; 29, 400-3.

32. Shabahang S, Torabinejad M. Efeito do MTAD no *Enterococcus faecalis* - canais radiculares contaminados de dentes humanos extraídos. J Endod 2003; 29, 576-9.

33. Shabahang S, Pouresmail M, Torabinejad M. Eficácia antibacteriana *in vitro* de MTAD e hipoclorito de sódio. J Endod 2003; 29, 450-2.

34. Kho P, Baumgartner JC. Uma comparação da eficácia antimicrobiana do NaOCl/BioPure MTAD versus NaOCl/EDTA contra *Enterococcus faecalis*. J Endod 2006; 32, 652-5.

35. Krause TA, Liewehr FR, Hahn CL. O efeito antimicrobiano do MTAD, hipoclorito de sódio, doxiciclina e ácido cítrico sobre o *Enterococcus faecalis*. J Endod 2007; 33, 28-30.

36. Ghoddusi J, Rohani E, Rashed T, Ghaziani P, Akbari M. Uma avaliação de vazamento microbiano após o uso de MTAD como irrigação final. J Endod 2007; 33, 173-6.

37. Davis JM, Maki J, Bahcall JK. Uma comparação *in vitro* dos efeitos antimicrobianos de vários medicamentos endodônticos sobre o Enterococcus faecalis. J Endod 2007; 33, 567- 9.

38. Newberry BM, Shabahang S, Johnson N, Aprecio RM, Torabinejad M. O efeito antimicrobiano do BioPure MTAD em oito cepas de *Enterococcus faecalis*: uma investigação *in vitro*. J Endod 2007; 33, 1352-4.

39. Shabahang S, Aslanyan J, Torabinejad M. A substituição da clorexidina por doxiciclina no MTAD: A Eficácia antibacteriana contra uma estirpe de *Enterococcus faecalis*. J Endod 2008; 34, 288-90.

40. Portenier I, Waltimo T, Ørstavik D, Haapasalo M. Matança de *Enterococcus faecalis* por MTAD e digluconato de clorhexidina com ou sem cetrimida na presença ou ausência de pó dentinário ou BSA. J Endod 2006; 32, 138-41.

41. Mohammadi Z, Shahriari S. Actividade antibacteriana residual de clorexidina e MTAD na dentina de raiz humana *in vitro*. J Oral Sci 2008; 50, 63-7.

42. Mohammadi Z. Avaliação da atividade antibacteriana residual de três concentrações de nova solução de irrigação de canal radicular. N Y Estado Dent J 2008; 74: 31-3.

43. Tay FR, Hiraishi N, Schuster GS, Pashley DH, Loushine RJ,

Ounsi HF, Grandini S, Yau JYY, Mazzoni A, Donnelly A, King NM. Redução da substantividade antimicrobiana do MTAD após irrigação inicial com hipoclorito de sódio. J Endod 2006; 32, 970-5.

44.   Clegg MS, Vertucci FJ, Walker C, Belanger M, Britto LR. O efeito da exposição a soluções irrigantes nos biofilmes dentinários apicais *in vitro*. J Endod 2006; 32, 434-7.

45.   Dunavant TR, Regan JD, Glickman GN, Solomon ES, Honeyman AL. Avaliação comparativa de irrigantes endodônticos contra biofilmes de *Enterococcus faecalis*. J Endod 2006; 32, 527-31.

46.   Giardino L, Ambu E, Savoldi E, Rimondini R, Cassanelli C, Debbia EA. Avaliação comparativa da eficácia antimicrobiana do hipoclorito de sódio, MTAD e Tetraclean contra *Enterococcus faecalis* biofilme. J Endod 2007; 33, 852-5.

47.   Lotfi M, Vosoughhosseini S, Saghiri MA, Vahid Zand V, Bahram Ranjkesh B, Ghasemi N. Efeito do MTAD como enxágüe final na remoção da camada de esfregaço em dez minutos de tempo de preparação. J Endod 2012; 38: 1391-4.

48.   Tay FR, Pashley D, Loushine RJ, Doyle MD, Gillespie WT, Weller RN, King NM. Ultra-estrutura de dentina intraradicular coberta por camadas de esfregaço após irrigação com BioPure MTAD. J Endod 2006; 32: 218-21.

49.   De-Deus G, Reis C, Fidel S, Fidel R, Paciornik S. Desmineralização dentária quando submetida a BioPure MTAD: uma avaliação longitudinal e quantitativa. J Endod 2007; 33: 1364-8.

50.   Machnick TK, Torabinejad M, Munoz CA, Shabahang S. Macknick T, Effect of MTAD on flexural strength and modulus of elasticity of dentin. J Endod 2003; 29: 747-50.

51. Machnick TK, Torabinejad M, Munoz CA, Shabahang S. Efeito do MTAD sobre a força de ligação ao esmalte e à dentina. J Endod 2003; 29: 818-21.

52. Garcia-Godoy F, Loushine RJ, Itthagarun A, *et al.* Aplicação de princípios de ligação dentinária de orientação biológica ao uso de irrigantes endodônticos. Am J Dent 2005; 18, 281-90.

53. Wachlarowicz AJ, Joyce AP, Roberts S, Pashley DH. Efeito dos irrigantes endodônticos sobre a força de ligação do selador de epifanias à dentina. J Endod 2007; 33:152-5.

54. Yurdagüven H, Tanalp J, Toydemir B, Mohseni K, Soyman M, Bayirli G. O efeito dos irrigantes endodônticos na resistência de ligação microtensiva dos adesivos dentinários. J Endod 2009; 35: 1259-63.

55. Zhang W, Torabinejad M, Li Y. Avaliação da citotoxicidade do MTAD usando o método MTT- tetrazolium. J Endod 2003; 29: 654-7.

56. Yasuda Y, Tatematsu Y, Fujii S, Maeda H, Akamine A, Mahmoud Torabinejad M, Saito T. Efeito do MTAD na diferenciação das células semelhantes ao osteoblasto. J Endod 2010; 36: 260-3.

57. Giardino L, Pecora G, Ambu E, Savoldi E. Um novo irrigante no tratamento da periodontite apical: da pesquisa à clínica. 12º Congresso Bienal da Sociedade Europeia de Endodontologia, Dublin, Setembro, 2005; 15-7.

58. Giardino L, Ambu E, Becce C, Rimondini L, Morra M. Comparação da tensão superficial de quatro irrigantes de canal radicular comuns e dois novos irrigantes contendo antibióticos. J Endod 2006; 32: 1091-3.

59. Neglia R, Ardizzoni A, Giardino L, Ambu E, Grazi S, Calignano S, Rimoldi C, Righi E, Blasi E. Estudos comparativos *in vitro* e *ex vivo* sobre a actividade bactericida do Tetraclean, um irrigante endodôntico

de nova geração, e do hipoclorito de sódio. Novo Microbiol 2008; 31: 57-65.

60.   Ardizzoni A, Blasi E, Rimoldi C, Giardino L, Ambo E, Righi E, Neglia R. Um estudo *in vitro* e *ex vivo* sobre dois irrigantes endodônticos à base de antibióticos: um desafio ao hipoclorito de sódio. Novo Microbiol 2009; 32: 57-66.

61.   Giardino L, Savoldi E, Ambu E, Rimondini R, Palezona A, Debbia EA. Efeito antimicrobiano do MTAD, Tetraclean, Cloreximid e hipoclorito de sódio em três patógenos endodônticos comuns. J Dent Res indiano 2009; 20: 391.

62.   Pappen FG, Shen Y, Qian W, Leonardo MR, Giardino, L, Haapasalo M. Acção antibacteriana *in vitro* do Tetraclean, MTAD e cinco soluções experimentais de irrigação. Int Endod J 2010; 43: 528-35.

63.   Poggio C, Colombo M, Scribante A, Sforza D, Bianchi S. Atividade antibacteriana *in vitro* de diferentes irrigantes endodônticos. Dent Traumatol 2012; 28: 205-9.

64.   Mohammadi, Z, Shalavi S, Giardino L, Palazzi F, Mashouf RY, Soltanian A. Efeito antimicrobiano de três novas e duas soluções actuais de irrigação de canais radiculares. Gen Dent 2012; 60: 534-9.

65.   Mohammadi Z, Giardino L, Mombeinipour A. Substância antibacteriana de uma nova solução de irrigação endodôntica à base de antibióticos. Aust Endod J 2012; 38: 26-30.

66.   Mohammadi Z, Mombeinipour A, Giardino L, Shahriari S. Actividade antibacteriana residual de uma nova solução de irrigação endodôntica à base de hipoclorito de sódio modificado. Med Oral Patol Oral y Cirugia Bucale 2011; 16: e588-92.

67.   Mohammadi Z, Giardino L, Shahriari S. Efeito do tempo de tratamento da dentina com Tetraclean sobre a sua actividade antibacteriana residual. J Calif Dent Assoc 2010; 38: 853-6.

68.   Mohammadi Z, Giardino L, Palazzi F, Shahriari S. Efeito da irrigação inicial com hipoclorito de sódio sobre a actividade antibacteriana residual do Tetraclean. Estado de NY Dent J 2012 (No prelo).

69.   Poggio C, Dagna A, Colombo M, Rizzardi F, Marco Chiesa M, Andrea Scribante A, Alberti G. Efeito descalcificante de diferentes soluções irrigantes de ácido etilenodiaminotetracético e Tetraclean sobre a dentina do canal radicular. J Endod 2012; 38: 1239-43.

70.   Athanassiadis B, Abbott PV, Walsh LJ. O uso de hidróxido de cálcio, antibióticos e biocidas como medicamentos antimicrobianos em endodontia. Aust Dent J 2007; 52:S64- S82.

71.   Abbott PV. Medicamentos: ajuda ao sucesso na endodontia. Parte 1. Uma revisão de literatura. Aust Dent J 1990; 35: 438-48.

72.   Abbott PV, Hume WR, Heithersay GS. Barreiras à difusão da pasta Ledermix em dentina radicular. Endod Dent Traumatol 1989; 5: 98-104.

73.   Abbott PV, Hume WR, Heithersay GS. Efeito da combinação de Ledermix e pastas de hidróxido de cálcio na difusão do corticosteróide e da tetraciclina através das raízes dentárias humanas in vitro. Endod Dent Traumatol 1989; 5: 188-92.

74.   Taylor MA, Hume WR, Heithersay GS. Alguns efeitos da pasta Ledermix e Pulpdent em fibroblastos de rato e em bactérias in vitro. Endod Dent Traumatol 1989; 5: 266-73.

75.   Abbott PV, Hume WR, Pearman JM. Antibióticos e endodonteses. Aust Dent J 1990; 35: 50-60.

76. Pierce A, Heithersay G, Lindskog S. Evidência de inibição directa dos dentinoclastos por uma pasta corticosteróide / antibiótico endodôntico. Endod Dent Traumatol 1988; 4:44-45.

77. Thong YL, Messer HH, Siar CH, Saw LH. Resposta periodontal a dois medicamentos intracanal em incisivos de macacos replantados. Dent Traumatol 2001; 17: 254-9.

78. Wong KS, Sae-Lim V. O efeito do Ledermix intracanal na reabsorção radicular dos dentes de macaco replantados tardiamente. Dent Traumatol 2002; 18: 309-15.

79. Bryson E, Levin L, Banchs F, Abbott P, Trope M. Efeito da colocação intracanal imediata da pasta Ledermix na cicatrização dos dentes de cão replantados após longos períodos de secagem. Dent Traumatol 2002; 18:316-321.

80. Chen H, Teixeira FB, Ritter AL, Levin L, Trope M. O efeito dos medicamentos anti-inflamatórios intracanal na reabsorção radicular externa dos dentes de cão replantados após um tempo prolongado de secagem extra-oral. Dent Traumatol. 2008; 24: 74-8.

81. Ehrmann EH, Messer HH, Adams GG. A relação dos medicamentos intracanalistas com a dor pós-operatória em endodontia. Int Endod J. 2003; 36:868-75.

82. Kim ST, Abbott PV, McGinley P. Os efeitos da pasta Ledermix na descoloração dos dentes maduros. Int Endod J. 2000; 33: 227-32.

83. Kim ST, Abbott PV, McGinley P. Os efeitos da pasta Ledermix na descoloração de dentes imaturos. Int Endod J. 2000; 33: 233-7.

84. Abbott PV. Medicamentos: Ajudas para o sucesso na Endodontia. Parte 2. Recomendações clínicas. Aust Dent J 1990; 35: 491-6.

85. Seow WK. Os efeitos das combinações diádicas de medicamentos endodônticos na inibição do crescimento microbiano. Pediatr Dent 1990; 12: 292-7.

86. Windley W 3rd, Teixeira F, Levin L, Sigurdsson A, Trope M. Desinfecção de dentes imaturos com uma tripla pasta antibiótica. J Endod 2005; 31: 439-43.

87. Trope M. Tratamento de dentes imaturos com polpas não vitais e periodontite apical. Tópicos de Endod 2006; 14: 51-9.

88. Sato I, Ando-Kurihara N, Kota K, Iwaku M, Hoshino E. Esterilização da dentina radicular infectada através da aplicação tópica de uma mistura de ciprofloxacina, metronidazol e minociclina in situ. Int Endod J 1996; 29: 118-24.

89. Hoshino E, Ando-Kurihara N, Sato I, Uematsu H, Sato M, Kota K, Iwaku M. Susceptibilidade antibacteriana *in vitro* de bactérias retiradas da dentina radicular infectada para uma mistura de ciprofloxacina, metronidazol e minociclina. Int Endod J 1996; 29: 125-30.

90. Takushige T, Cruz EV, Asgor Moral A, Hoshino E. Tratamento endodôntico dos dentes primários usando uma combinação de medicamentos antibacterianos. Int Endod J 2004; 37: 132-8.

Capítulo 2

Tripla pasta antibiótica em endodontia

Introdução

Modelos animais e estudos clínicos esclareceram o papel essencial dos microrganismos no desenvolvimento e perpetuação de doenças pulpares e periapicais (1-3). A eliminação dos microrganismos dos canais radiculares infectados é uma tarefa complicada. Numerosas medidas foram descritas para reduzir ou eliminar o número de microrganismos dos canais radiculares, tais como o uso de várias técnicas de instrumentação, regimes variáveis de irrigação e medicamentos intra-canais. Não há evidências sólidas na literatura de que a instrumentação mecânica por si só resulte num sistema de canais radiculares livre de bactérias. Considerando a complexa anatomia do espaço de polpa do canal radicular (4), isto não é surpreendente. Pelo contrário, há evidências in vitro e clínicas de que a instrumentação mecânica deixa porções significativas das paredes do canal radicular intocadas (5) e é improvável a completa eliminação de bactérias do canal radicular através da limpeza do canal radicular apenas pela instrumentação (6). Supõe-se, mas não se demonstra, que qualquer tecido pulpar deixado nos canais radiculares possa servir como nutriente bacteriano. Além disso, os restos de tecido também impedem os efeitos antimicrobianos dos irrigantes e medicamentos para o canal radicular e impedem a adaptação íntima do enchimento do canal radicular à dentina. Portanto, procedimentos específicos de irrigação/ desinfecção são necessários para remover tecido dos canais radiculares e para matar microorganismos, respectivamente (7).

Justificação para a aplicação local de antibióticos

Embora os antibióticos sistêmicos pareçam ser clinicamente eficazes como coadjuvantes em certos casos endodônticos cirúrgicos e não cirúrgicos, sua administração não está isenta do risco potencial de efeitos sistêmicos adversos, tais como reações alérgicas, toxicidade, vários efeitos colaterais e o desenvolvimento de cepas resistentes de micróbios (8, 9). Além disso, a administração sistêmica de antibióticos depende da adesão do paciente aos regimes de dosagem, seguida da absorção através do trato gastrointestinal e, em seguida, da distribuição através do sistema circulatório para levar o medicamento até o local infectado. Portanto, a área infectada requer um suprimento normal de sangue, o que não é mais o caso de dentes com polpa necrótica, com RCS sem polpa e infectada ou com um dente com raiz infectada. Portanto, a aplicação local de antibióticos dentro da RCS pode ser um modo mais eficaz de administrar o medicamento (8, 9).

Fundamentação para a combinação de antibióticos

Devido à natureza polimicrobiana do canal radicular infectado, um único antibiótico empírico é insuficiente na desinfecção do canal radicular. O antibiótico não específico suprime a maior parte da flora microbiana e permite que microrganismos virulentos residuais repovoem o canal radicular. Portanto, é essencial usar a combinação de antibióticos para agir contra todos os patógenos endodônticos e para prevenir a resistência (10).

Tetraciclinas

As tetraciclinas, incluindo tetraciclina HCI, minociclina, demeclociclina e doxiciclina, são um grupo de antibióticos de largo espectro que são eficazes contra uma vasta gama de microrganismos (11). As tetraciclinas são bacteriostáticas por natureza (11). Esta propriedade pode ser vantajosa porque, na ausência de lise celular bacteriana, os subprodutos antigénicos como a endotoxina não são libertados (12). As tetraciclinas também têm muitas propriedades únicas além da sua ação antimicrobiana, como a inibição de colagenases de mamíferos, que previnem a quebra dos tecidos (9, 12), e a inibição de células clássicas (11, 12), que resulta em atividade anti-reabsortiva (9, 11). Doenças inflamatórias como a periodontite incluem um excesso de colagenases teciduais que podem ser bloqueadas por tetraciclinas, levando assim a uma maior formação de colágeno e osso(9, 11).

Na endodontia, as tetraciclinas têm sido usadas para remover a camada de esfregaço das paredes do canal radicular instrumentado, para irrigação de cavidades retrógradas durante procedimentos cirúrgicos periapicais, e como medicamento intracanal(9).

Metronidazol

O metronidazol é um composto nitroimidazol que exibe um amplo espectro de atividade contra protozoários e bactérias anaeróbias (13). Conhecido pela sua forte actividade antibacteriana contra cocos anaeróbios, bem como bacilos Gram-negativos e Gram-positivos, tem sido utilizado tanto sistemicamente como topicamente no tratamento da doença periodontal (13).

O metronidazol permeia facilmente as membranas das células bacterianas e depois liga-se ao ADN, perturbando a sua estrutura helicoidal, o que leva à morte muito rápida das células (13). Roche e Yoshimori (14) investigaram a atividade antibacteriana do metronidazol contra isolados clínicos de abscessos odontogênicos *in vitro*. Eles mostraram que o metronidazol tinha excelente atividade contra anaeróbios, mas não tinha atividade contra aeróbios.

Siqueira e de Uzeda (15) avaliaram a atividade antibacteriana de 0,12% de gel de clorexidina, 10% de gel de metronidazol, hidróxido de cálcio mais água destilada, hidróxido de cálcio mais paramonoclorofenol camphorated (CPMC), e hidróxido de cálcio mais glicerina usando um teste de difusão em ágar. A pasta de hidróxido de cálcio/CPMC e a clorexidina foram eficazes contra todas as estirpes bacterianas testadas. O metronidazol causou inibição do crescimento de todos os anaeróbios obrigatórios testados e foi mais eficaz que o hidróxido de cálcio/CPMC contra duas das estirpes. Em outro estudo, Lima *et al.* (16) avaliaram a eficácia dos medicamentos à base de clorexidina ou antibióticos na eliminação dos biofilmes de *E. faecalis*. Eles constataram que houve diferenças significativas entre as formulações testadas. A associação de clindamicina com metronidazol reduziu significativamente o número de células nos biofilmes com 1 dia de vida. Entretanto, de todos os medicamentos testados, apenas 2% dos medicamentos contendo clorexidina foram capazes de eliminar completamente a maioria dos biofilmes *E. faecalis de* 1 dia e 3 dias.

Wang *et al.* (17) avaliaram o efeito de uma solução de metronidazol-clorexidina no tratamento da periodontite apical crônica. Eles relataram que 97,6% dos casos sararam. Gao *et al.* (18) investigaram um ponto de liberação sustentada de gutta-percha contendo metronidazol (SRDGM) para desinfecção do canal radicular, e determinaram a concentração da droga *in vitro* e o tempo em que o dispositivo manteve uma concentração efetiva da droga. Seu estudo mostrou que o SRDGM continha 2013 microgramas de metronidazol e poderia liberar 68,24% do fármaco durante um período de 24 horas quando testado *in vitro*. Uma concentração eficaz de metronidazol foi liberada por mais de 10 dias. No 10º dia, foram liberados 33,13 microg/ml de metronidazol, que era mais do que a concentração inibitória mínima de metronidazol.

Hoelscher *et al.* (19) avaliaram os efeitos antimicrobianos contra *E. faecalis* de cinco antibióticos (amoxicilina, penicilina, clindamicina, metronidazol e doxiciclina) quando adicionados ao Kerr Pulp Canal Sealer EWT. Eles descobriram que todos esses antibióticos, exceto o metronidazol, poderiam aumentar a eficácia antimicrobiana do selador. Krithikadatta *et al.* (20) avaliaram a desinfecção dos túbulos dentinários usando gel de clorexidina a 2%, gel de metronidazol a 2%, vidro bioativo (S53P4) e hidróxido de cálcio. Seus achados demonstraram que a inibição percentual geral do crescimento bacteriano (em profundidades de 200 microns e 400 microns na dentina) foi de 100% com o gel de clorexidina, enquanto o gel de metronidazol (86,5%), vidro bioativo (62,8%) e hidróxido de cálcio (58,5%) foram menos eficazes.

Ciprofloxacin

A Ciprofloxacina é um antibiótico fluoroquinolona de segunda geração (21). Seu espectro de atividade inclui a maioria das cepas de patógenos bacterianos responsáveis por infecções respiratórias, urinárias, gastrointestinais e abdominais, incluindo Gram-(-) (*Escherichia coli, Haemophilus influenzae, Klebsiella pneumoniae, Legionella pneumophila, Moraxella catarrhalis, Proteus mirabilis,* e *Pseudomonas aeruginosa*), e Gram-(+) (*Staphylococcus aureus, Streptococcus pneumoniae, Staphylococcus epidermidis, Enterococcus faecalis,* e *Streptococcus pyogenes*) patógenos bacterianos sensíveis à meticilina mas não resistentes à meticilina.

A ciprofloxacina e outras fluoroquinolonas são valorizadas por esse amplo espectro de atividade, excelente penetração tecidual e por sua disponibilidade tanto em formulações orais quanto intravenosas (22).

Combinações de antibióticos

Devido à natureza polimicrobiana do canal radicular infectado, um único antibiótico empírico é insuficiente na desinfecção do canal radicular (9). O antibiótico não específico suprime a maioria da flora microbiana e permite que os microrganismos virulentos residuais repovoem o canal radicular.

Portanto, é essencial utilizar a combinação de antibióticos para agir contra todos os patógenos endodônticos e para prevenir a resistência (23). O uso de antibióticos em endodontia foi primeiramente relatado por Grossman, que era conhecido como pasta poliantibiótica (PBSC) (24). A PBSC é uma mistura de penicilina, bacitracina, estreptomicina e caprilato de sódio. A penicilina foi usada para alvejar organismos Gram-positivos, a bacitracina para estirpes resistentes à penicilina, a estreptomicina para organismos Gram-negativos e o caprilato de sódio para alvejar leveduras (24).

Aplicações da pasta tripla de antibióticos Desinfecção do canal radicular

As infecções do sistema radicular são consideradas infecções polimicrobianas que consistem em bactérias aeróbias e anaeróbias (25). Devido à complexidade das infecções do canal radicular, o uso de um único antibiótico pode não resultar na desinfecção eficaz da RCS. Uma combinação de antibióticos pode ser necessária para lidar com a flora diversificada encontrada. Uma combinação de antibióticos pode também diminuir a probabilidade do desenvolvimento de estirpes bacterianas resistentes (9). A combinação que parece ser mais promissora consiste em metronidazol, ciprofloxacina, e minociclina (26). Sato *et al.* (27) avaliaram o potencial desta mistura para matar bactérias nas camadas profundas da dentina do canal radicular *in situ*. Nenhuma bactéria foi recuperada da dentina infectada da parede do canal radicular 24 horas após a aplicação da combinação da droga, exceto em um caso em que algumas bactérias foram recuperadas. Hoshino *et al.* (28) investigou o efeito antibacteriano desta mesma mistura, com e sem adição de rifampicina, sobre as bactérias retiradas da dentina dos canais radiculares infectados. A eficácia também foi determinada contra bactérias da dentina cariosa e polpas infectadas, que podem ser as bactérias precursoras de uma RCS infectada. Nenhum dos medicamentos individuais resultou na eliminação completa da bactéria. No entanto, em combinação, estes medicamentos foram capazes de desinfectar consistentemente todas as amostras.

Iwaya *et al.* (29) apresentaram um relato de caso de um dente de segundo pré-molar mandibular imaturo com um pulpless, infectado com RCS com envolvimento periapical e um trato sinusal. Ao invés de seguir o protocolo padrão de tratamento de canal radicular e apexificação, dois antibióticos (metronidazol e ciprofloxacina) foram colocados no canal, após o qual o canal foi deixado vazio. O exame radiográfico mostrou o início do fechamento apical cinco meses após a conclusão do protocolo antimicrobiano. O espessamento da dentina radicular e fechamento apical completo foi confirmado 30 meses após o tratamento, indicando o potencial de brevascularização de uma polpa dentária permanente jovem para um espaço livre de bactérias no canal radicular. Windley *et al.* (26) avaliaram a eficácia de uma tripla pasta antibiótica na desinfecção de dentes de cão imaturos com periodontite apical. Os canais foram amostrados antes (S1) e depois (S2) da irrigação com

NaOCl 1,25%, e após o curativo com uma pasta antibiótica tripla (S3) composta por metronidazol, ciprofloxacina e minociclina. Na S1, 100% das amostras tiveram um resultado de cultura positivo para bactérias com uma contagem média de UFC de 1,7 x 10. Em S2, 10% das amostras estavam livres de bactérias com uma contagem média de UFC de 1,4 x 10, e em S3, 70% das amostras estavam livres de bactérias com uma contagem média de UFC de apenas 26. As reduções na contagem média de UFC entre S1 e S2, bem como entre S2 e S3, foram significativas em termos estatísticos.

Regeneração/ revascularização

A pasta tripla de antibióticos é eficaz na desinfecção do dente necrótico infectado para criar um ambiente favorável à regeneração do tecido vital. Em um estudo retrospectivo, Bose et al. (30) mostraram que o tratamento endodôntico regenerativo com tripla pasta antibiótica e Ca(OH)2 produziu aumentos significativamente maiores no comprimento da raiz do que os grupos de controle de tratamento de canal radicular não cirúrgico ou de apexificação MTA. O grupo com triplo antibiótico mostrou o maior aumento percentual na espessura da parede dentinária em comparação com os grupos Ca(OH)2 ou formocresol. A posição do Ca(OH)2 também influenciou o resultado. Quando o Ca(OH)2 foi radiograficamente restrito à metade coronal do sistema radicular, produziu melhores resultados do que quando foi colocado além da metade coronal. Lovelace et al (31) demonstraram que a etapa evocada de sangramento em procedimentos regenerativos após desinfecção com pasta triantibiótica desencadeia o acúmulo de células-tronco indiferenciadas no espaço do canal a partir da região periapical. Estas células podem contribuir para a regeneração dos tecidos pulpares após uma desinfecção eficaz. Assim, os dentes submetidos à desinfecção com hipoclorito de sódio associado à tripla pasta antibiótica têm sido relatados como apresentando redução significativa de lesões periapicais, ganho no comprimento da raiz e aumento da espessura da parede (31).

Dentes primários

Nakornchai et al. (32) demonstraram que a pasta tripla de antibióticos e o vitapex foram muito eficazes no tratamento de canal radicular de dentes primários infectados (taxa de sucesso de 96% para ambos os materiais). Com 6 e 12 meses, a taxa de sucesso da tripla pasta antibiótica e do vitapex foi de 100% e 96%, respectivamente. Outro estudo mostrou que a substituição do metronidazol por Ornidazol em pasta tripla de antibióticos resultou em uma melhor eficácia em 3, 6 e 12 meses nos dentes primários infectados. Deve-se observar que o Ornidazol teve maior duração de ação, melhor eficácia e metabolismo mais lento em comparação ao metronidazol (33).

Um estudo avaliou as taxas de sucesso clínico e radiográfico da tripla pasta antibiótica no tratamento endodôntico não-instrumentais dos molares mandibulares primários aos 24-27 meses de pós-operatório. Os achados revelaram que esse protocolo revelou bom sucesso clínico, mas teve uma baixa taxa de sucesso com base na avaliação radiográfica no seguimento de 2 anos (34).

Takushige *et al.* (35) avaliaram a eficácia de uma pasta poli-antibiótica constituída por ciprofloxacina, metronidazol e minociclina, sobre o resultado clínico da chamada terapia de "Esterilização da Lesão e Reparação Tecidual" (LSTR) em dentes primários com lesões periradiculares. Eles relataram que os sintomas clínicos (tais como inchaço gengival, vias sinusais, dor baça induzida, dor baça espontânea e dor ao morder) desapareceram após o tratamento em todos os casos, com exceção de quatro. Os quatro casos que não se resolveram após o tratamento inicial tiveram resolução dos sinais e sintomas clínicos após tratamento adicional usando os mesmos procedimentos novamente. Assim, os abcessos gengivais e a drenagem dos seios nasais, se presentes, desapareceram após alguns dias. Os dentes permanentes sucessores entraram em erupção sem qualquer distúrbio, ou foram encontrados radiograficamente normais e em processo de erupção. Todos os casos foram avaliados como tendo sido bem sucedidos. O tempo médio de funcionamento dos dentes primários foi de 680 dias (variação: 68-2390 dias), exceto em um caso em que o dente permanente sucessor estava ausente de forma congênita.

Fratura da raiz

Er K et al (36) descreveram o tratamento de uma fratura radicular horizontal em um incisivo central superior usando uma pasta tripla de antibióticos e um agregado de trióxido mineral. Nesse relato de caso, o fragmento de raiz coronal foi irrigado com hipoclorito de sódio a 1% e a pasta triplamente antibiótica foi utilizada como medicamento intracanal. O fragmento coronal foi obturação com MTA. No exame de acompanhamento após 12 meses, o dente estava assintomático e, radiograficamente, apresentava reparo da região fraturada.

Biocompatibilidade da TAP

Gomes-Filho et al. (37) avaliaram a resposta do tecido subcutâneo de ratos à TAP. Os achados mostraram que houve uma resposta inflamatória moderada à pasta aos 15 dias, que foi reduzida para leve aos 30 dias. Ruparel et al. (38) avaliaram a sobrevivência de células-tronco humanas da papila apical (SCAP) após exposição a diferentes diluições de TAP, TAP modificada ou uma dupla pasta antibiótica (ciprofloxacina e metronidazol). Os resultados indicaram que concentrações superiores a 1-6 mg/mL foram prejudiciais à sobrevivência da SCAP para todos os antibióticos.

misturas. Considerando que para as pastas antibióticas é necessária uma solução de 1.000 mg/mL para criar uma pasta pastosa em uma situação clínica, os procedimentos clínicos atuais podem representar um risco para a sobrevivência das células SCAP durante o curativo TAP e, consequentemente, para o resultado da regeneração da polpa dentina.

Desvantagens da TAP

Uma das maiores preocupações quanto ao uso da TAP é a descoloração dos dentes após o tratamento. Kim et al. (39, 40), mostraram que o principal culpado na TAP foi a minociclina. Lenherr et al. (41) avaliaram o potencial de descoloração de vários materiais endodônticos e demonstraram que a TAP estava associada à maior quantidade de descoloração.

Referências

1. Kakehashi S, Stanley HR, Fitzgerald RJ. Os efeitos da exposição cirúrgica de polpas dentárias em ratos de laboratório convencionais e sem germes. Oral Surg Oral Med Oral Pathol 1965; 18: 340-8.

2. Möller AJ. Exame microbiológico de canais radiculares e tecidos periapicais de dentes humanos Estudos metodológicos (tese). Odontologisk Tidscrift 1966; 74: 1-380.

3. Sundqvist G. Ecologia da flora do canal radicular. J Endod 1992; 18, 427-30.

4. Hess W. Anatomia dos canais radiculares sobre os dentes da dentição permanente. Parte I. Nova Iorque: William Wood, 1925; pp. 3-49.

5. Peters OA, Laib A, Gohring TN, *et al*. Alterações na geometria do canal radicular após a preparação avaliada por tomografia computadorizada de alta resolução. J Endod 2001; 27: 1-6.

6. Bystrom A, Sundqvist G. Avaliação bacteriológica da eficácia da instrumentação mecânica de canais radiculares em terapia endodôntica. Scand J Dent Res 1981; 89: 321-8.

7. Mohammadi Z, Abbott PV. As propriedades e aplicações da clorhexidina na endodontia. Int Endod J 2009; 42: 288-302.

8. Gilad JZ, Teles R, Goodson M, White RR, Stashenko P. Desenvolvimento de uma fibra impregnada de clindamicina como um medicamento intracanal em terapia endodôntica. J Endod 1999; 25: 722-7.

9. Mohammadi Z, Abbott PV. Sobre as aplicações locais de antibióticos e agentes baseados em antibióticos em endodontia e traumatologia dentária. Int Endod J 2009; 42: 555-67.

10. Abbott PV. Uso selectivo e inteligente de antibióticos em endodontia.

Aust Endod J 2000 ; 26: 30-9.

11. Mohammadi Z. Aplicações locais das tetraciclinas em endodontia e traumatismo dentário: uma revisão. Dent Today 2009; 28: 95-6, 98, 100-1.

12. Torabinejad M, Khademi AA, Babagoli J, Cho Y, Johnson WB, Bozhilov K, Kim J, Shabahang S. Uma nova solução para a remoção da camada de esfregaço. J Endod 2003; 29: 170-5.

13. Greenstein G. O papel do metronidazol no tratamento de doenças periodontais. J Periodontol 1993; 64: 1-15.

14. Roche Y, Yoshimori RN. Atividade in-vitro da espiramicina e metronidazol sozinhos ou em combinação contra isolados clínicos de abscessos odontogênicos. J Antimicrob Chemother 1997; 40: 353-7.

15. Siqueira JF Jr, de Uzeda M. Medicamentos intra-anal: avaliação dos efeitos antibacterianos da clorexidina, metronidazol e hidróxido de cálcio associados a três veículos. J Endod 1997; 23: 167-9.

16. Lima KC, Fava LR, Siqueira JF Jr. Susceptibilidades de Enterococcus faecalis biofilmes para alguns medicamentos antimicrobianos. J Endod 2001; 27: 616-9.

17. Wang ZP, Wang D, Zhang LJ, Kong L. A observação do efeito do metronidazol - solução de clorexidina no tratamento da periodontite periapical. Shanghai Kou Qiang Yi Xue 2003; 12: 244-6.

18. Gao J, Wang ZP, Li XG, Wang D, Zhang L. O teste de preparação e liberação in vitro do ponto de liberação sustentada de gutta-percha contendo metronidazol. Shanghai Kou Qiang Yi Xue 2004; 13: 557-60.

19. Hoelscher AA, Bahcall JK, Maki JS. Avaliação in vitro dos efeitos antimicrobianos de uma combinação selante-antibiótico de canal radicular contra Enterococcus faecalis. J Endod 2006; 32: 145-7.

20. Krithikadatta J, Indira R, Dorothykalyani AL. Desinfecção dos

túbulos dentinários com clorexidina 2%, metronidazol 2%, vidro bioativo quando comparado com o hidróxido de cálcio como medicamentos intracanal. J Endod 2007; 33: 1473-6.

21. Drusano GL, Standiford HC, Plaisance K, Forrest A, Leslie J, Caldwell J, GL. Biodisponibilidade oral absoluta da ciprofloxacina. Antimicrob Agents Chemother 1986; 30: 444-6.

22. Brunton L, Lazo J, Parker. *Goodman & Gilman's The Pharmacological Basis of Therapeutics*. McGraw-Hill Prof. Med/Tech. 2005,

23. Abbott PV. Uso selectivo e inteligente de antibióticos em endodontia. Aust Endod J 2000; 26: 30-9.

24. Grossman LI. Tratamento poliantibiótico de dentes sem pulsos. J Am Dent Assoc 1951; 43: 265-78.

25. Mohammadi Z. Estratégias quimiomecânicas para gerir as infecções endodônticas. Dent Today 2010; 29: 91-2, 94, 96 passim; quiz 99.

26. Windley W, Teixeira F, Levin L, Sigurdsson A, Trope M. Desinfecção de dentes imaturos com uma tripla pasta antibiótica. J Endod 2005; 31: 439-43.

27. Sato I, Ando-Kurihara N, Kota K, Iwaku M, Hoshino E. Esterilização da dentina radicular-canal infectada por aplicação tópica de uma mistura de ciprofloxacina, metronidazol e minociclina in situ. Int Endod J 1998; 29: 118-24.

28. Hoshino E, Ando-Kurihara N, Sato I et al. Suscetibilidade antibacteriana in vitro de bactérias retiradas da dentina radicular infectada para uma mistura de ciprofloxacina, metronidazol e minociclina. Int Endod J 1996; 29: 125-30.

29. Iwaya SI, Ikawa M, Kubota M. Revascularização de um dente permanente imaturo com periodontite apical e trato sinusal. Dent Traumatol 2001; 17: 185-7.

30. Bose R, Nummikoski P, Hargreaves K. Uma avaliação retrospectiva dos resultados radiográficos em dentes imaturos com sistemas radiculares necróticos tratados com procedimentos endodônticos regenerativos. J Endod 2009; 35: 1343-9.

31. Lovelace TW, Henry MA, Hargreaves KM, Diogenes A. Avaliação da entrega de células estaminais mesenquimais no espaço do canal radicular de dentes imaturos necróticos após procedimento endodôntico regenerativo clínico. J Endod 2011; 37: 133-8.

32. Nakornchai S, Banditsing P, Visetratana N. Avaliação clínica da 3Mix e Vitapex como opções de tratamento para molares primários envolvidos pulpalmente. Int J Paediatr Dent 2010; 20: 214-21.

33. Pinky C, Shashibhushan KK, Subbareddy VV. Tratamento endodôntico de dentes primários necrosados usando duas combinações diferentes de medicamentos antibacterianos: Um estudo in vivo. J Indian Soc Pedod Prev Dent 2011; 29: 121-7.

34. Trairatvorakul C, Detsomboonrat P. Taxas de sucesso de uma mistura de ciprofloxacina, metronidazol e antibióticos minociclina usados no tratamento endodôntico não-instrumentativo de molares primários mandibulares com envolvimento de pulpar cariados. Int J Paediatr Dent 2012; 22: 217-27.

35. Takushige T, Cruz EV, Asgor Moral A, Hoshino E. Tratamento endodôntico dos dentes primários usando uma combinação de medicamentos antibacterianos. Int Endod J 2004; 37: 132-8.

36. Er K, Celik D, Taşdemir T, Yildirim T. Tratamento de fraturas radiculares horizontais usando uma pasta antibiótica tripla e agregado de trióxido mineral: um relato de caso. Oral Surg Oral Med Oral Pathol Oral Radiol Endod 2009; 108: e63-6.

37. Gomes-Filho JE, Duarte PC, de Oliveira CB, Watanabe S, Lodi CS, Cintra LT, Bernabé PF. Reacção dos tecidos a uma pasta triantibiótica utilizada para a auto-regeneração do tecido endodôntico de dentes

38. Ruparel NB, Teixeira FB, Ferraz CC, Diogenes A. Efeito directo dos medicamentos intracanal na sobrevivência das células estaminais da papila apical. J Endod 2012; 38: 1372-5.

39. Kim ST, Abbott PV, McGinley P. Os efeitos da pasta Ledermix na descoloração dos dentes maduros. International Endodontic Journal 2000; 33: 227-32.

40. Kim ST, Abbott PV, McGinley P. Os efeitos da pasta Ledermix na descoloração de dentes imaturos. Int Endod J 2000; 33: 233-7.

41. Lenherr P, Allgayer N, Weiger R, Filippi A, Attin T, Krastl G. Descoloração dos dentes induzida por materiais endodônticos: um estudo de laboratório. Int Endod J 2012; 45: 942-9.

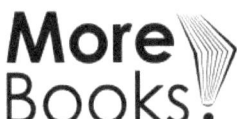
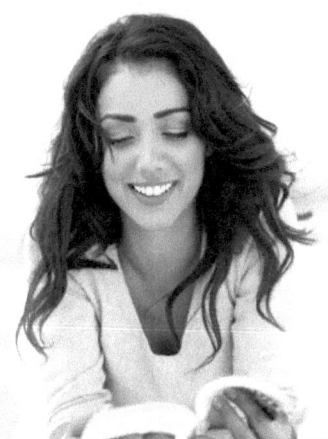

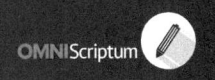

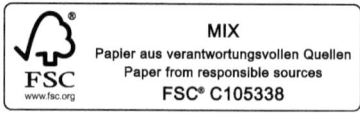

Printed by Books on Demand GmbH, Norderstedt / Germany